MINISTÈRE DE LA MARINE ET DES COLONIES

RENSEIGNEMENTS PRATIQUES

A L'USAGE DES EUROPÉENS

DEVANT SÉJOURNER

DANS LE SOUDAN OCCIDENTAL

PAR

UN MÉDECIN DE LA MARINE

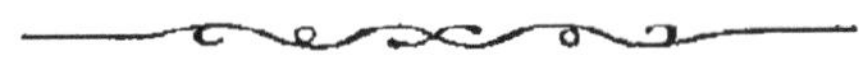

PARIS

CHALLAMEL AINE, LIBRAIRIE COLONIALE

5, RUE JACOB, ET RUE FURSTENBERG, 2

1886

RENSEIGNEMENTS

SUR

LE HAUT SÉNÉGAL

Typographie Firmin-Didot. — Mesnil (Eure).

MINISTÈRE DE LA MARINE ET DES COLONIES

RENSEIGNEMENTS PRATIQUES

A L'USAGE DES EUROPÉENS

DEVANT SÉJOURNER

DANS LE SOUDAN OCCIDENTAL

PAR

UN MÉDECIN DE LA MARINE

PARIS

CHALLAMEL AÎNÉ, LIBRAIRIE COLONIALE

5, RUE JACOB ET RUE FURSTENBERG, 2

1886

RENSEIGNEMENTS

SUR

LE HAUT SÉNÉGAL

Considérations générales. — On appelle haut Sénégal cette partie du Soudan occidental qui s'étend depuis le cours supérieur du Sénégal jusqu'au cours supérieur du Niger, région où l'influence française s'étend de jour en jour.

On regarde, généralement, cette partie de l'Afrique comme une prolongation du Sahara, un désert aride, sablonneux, privé d'eau et à chaleur torride. Ce n'est ni l'un ni l'autre.

La région des sables, qui est loin d'être inhabitée, commence plus au nord, vers le 20° degré, et si la population du haut Sénégal est très clairsemée, par suite des guerres perpétuelles qui désolent le pays, les villages sont assez nombreux.

Le pays est arrosé par plusieurs grands cours d'eau et un nombre considérable de petites rivières appelées « marigots » au Sénégal. En outre, presque partout dans la plaine, on trouve une nappe d'eau souterraine, à une profondeur de 1 à 4 mètres.

La rosée est aussi très abondante ; aussi, bien qu'il n'y ait pas, dans le haut Sénégal, la riche végétation des tropiques, partout on y trouve de la verdure, des arbres en général peu élevés, mais qui, même à la fin de la saison sèche, conservent des feuilles.

La chaleur, très forte, est cependant moins élevée que dans le sud de l'Algérie, dans certains postes du bas Sénégal (Podor, Dagana, etc.) et dans l'Inde; elle est, surtout, variable suivant les saisons et un peu suivant la région; car il y a une avance d'environ un mois pour les saisons entre le bassin du Niger et celui du Sénégal.

Pendant la saison sèche et fraîche, de fin novembre à mars, le thermomètre ne monte guère au delà de 30° le jour, et descend, la plupart du temps, la nuit, à 10°; dans les endroits découverts, les plus exposés au rayonnement, la température s'abaisse fréquemment jusqu'à 5°; on a même noté 1°,5 au-dessus de zéro. Le ciel est d'une pureté remarquable, la rosée très abondante. Il résulte de ces différentes causes une sensation de froid très vive. L'eau qui a passé la nuit dans des seaux en toile donne l'onglée. Ceux qui font des étapes à cheval ont, jusqu'au lever du soleil, une sensation très vive de froid aux pieds et aux mains.

A partir de la fin de mars jusqu'au mois de juin, la température monte; elle dépasse quelquefois 40° à l'ombre et atteint très fréquemment 36 et 38° le jour, 18 et 20° la nuit; le vent d'est est brûlant, la poussière abondante; le sol desséché et dénudé d'herbes renvoie la chaleur, qui devient excessivement pénible.

Pendant le mois de début de l'hivernage, la nouvelle saison n'est pas encore bien établie; les tornades sont rares et irrégulières; bien que le thermomètre accuse un chiffre de degrés moins élevé, la chaleur est peut-être plus pénible que le mois précédent. Elle est lourde et humide ; on attend, avec impatience, la pluie dont on sent les approches.

L'hivernage, qui est bien établi à la fin de juin à Bammako, de juillet à Kayes, d'août à Saint-Louis, apporte un grand soulagement. Le thermomètre baisse ; il ne dépasse guère 20 à 22° la nuit, 34 à 35° le jour ; en outre, chaque tornade est accompagnée d'un abaissement passager et très brusque d'environ 10°. Aussi, les Européens forcés de séjourner un hivernage dans un poste, souffrent-ils moins pendant cette saison que pendant les mois qui la précèdent ou ceux qui la suivent.

Cette variété dans le climat est cause que, pour faire campagne dans le haut Sénégal, il faut être équipé pour résister, non seulement aux températures très élevées, mais aussi aux températures modérées.

Beaucoup de militaires et d'employés civils partent pour ces régions sans aucune notion du pays, de la vie qu'ils doivent y mener, des ressources qu'ils y trouveront, des objets qui leur seront nécessaires. Plusieurs d'entre eux arrivent munis de tout le matériel le plus inutile, mais absolument dépourvus du nécessaire. D'autres arrivent les mains vides s'attendant à trouver sur place des négociants, des marchés largement approvisionnés : or, la première condition pour être à même de lutter, avec quelques chances de succès, contre le climat, c'est d'être en mesure de se procurer le plus de bien-être possible, sous tous les rapports.

Il est impossible de préciser, d'une manière exacte, le genre et la quantité de matériel et de vivres que chacun peut et doit emporter : ce sont là des appréciations qui varient avec la position, militaire ou civile, avec les fonctions ou le grade, le genre de vie, nomade ou sédentaire, que l'on doit mener, le lieu où l'on est appelé à résider. Il faut prendre une moyenne visant surtout les personnes soumises à des déplacements fréquents ; chacun pourra, d'ailleurs, modifier, suivant les nécessités du lieu et du moment, les indications qui vont être données.

Voies de communication. — Les moyens de communication au Sénégal ne sont ni nombreux ni commodes ; il y a comme une sorte d'antagonisme entre le bas et le haut Sénégal ; de Saint-Louis à Kayes, tous les transports se font par le fleuve Sénégal ; de juillet à novembre, les bateaux à vapeur, même d'un fort tonnage, montent facilement, ce qui permet de recevoir de Saint-Louis et de France les approvisionnements les plus variés et les plus volumineux.

A partir de novembre les eaux baissent jusqu'en juin ; le fleuve n'est plus accessible alors qu'à des bateaux d'un très faible tirant d'eau ; à partir d'un certain moment, il ne peut plus être remonté que par de petits chalands marchant à la voile, à l'aviron ou à la cordelle ; ces sortes d'embarcations mettent de quatre à six semaines pour atteindre Kayes à travers mille difficultés de tous genres, retards, pertes, vols, sans compter les visites plus ou moins intéressées des agents des chefs riverains.

De Kayes à Bafoulabé et même Badumbé, sur le Bakhoy, les transports peuvent se faire par pirogues, mais à la condition d'opérer des transbordements à chaque barrage. Du reste l'administration seule possède l'outillage nécessaire pour ce mode de transport, et les particuliers n'ont pas lieu d'y compter.

Il en est de même du tronçon de chemin de fer qui va

·de Kayes à Diamou (54 kilom.); il sert, avant tout, pour le transport des vivres et du matériel de l'administration militaire, et le transport des colis personnels ne peut, par suite, avoir lieu que d'une façon fort intermittente.

Tous les transports de Kayes à Bammako, pour le compte des militaires et des employés civils, se font par terre; ils ne deviennent faciles qu'à partir du moment où le sol est un peu desséché, où les marigots et cours d'eau sont guéables, c'est-à-dire de novembre à la fin juin, époque où les communications avec Saint-Louis sont très difficiles.

Dans le haut Sénégal, tous les villages sont reliés par des sentiers qui, légèrement envahis par les hautes herbes, à la saison des pluies, sont très fréquentés et battus pendant la saison sèche.

Une route, suivie par la colonne et les convois, chaque année, va de Kayes à Bammako. Améliorée tous les ans, elle est d'autant mieux établie et entretenue que l'on s'avance dans l'intérieur. Sauf quelques défilés rocailleux, quelques berges escarpées de marigots, elle est assez bonne dans la saison sèche; des voitures légères y circulent.

Un télégraphe relie tous les forts; enfin le service de la poste fonctionne d'une manière assez régulière.

Les moyens de transport laissent plus à désirer que les routes ; de Saint-Louis à Kayes, pendant la saison des hautes eaux, il y a les bâtiments à vapeur soit de l'État soit du commerce, à bord desquels on est à l'abri de toute espèce de préoccupation. Pendant la saison sèche, les chalands constituent le seul moyen de transport, et le passager est alors obligé de pourvoir à sa nourriture, absolument comme en campagne.

De Kayes à Bammako, les moyens de transport fournis par l'administration sont : le chemin de fer pendant 59 kilomètres, puis, pour les personnes, un cheval ou un mulet, et, pour les bagages, suivant la position, le grade et les ressources de chacun, des mulets, des ânes ou des porteurs, quelquefois de petites voitures.

Ces moyens de transport sont fournis à raison de un mulet (portant 100 kilogr.) pour les officiers du grade de capitaine; de un demi-mulet pour les lieutenants et sous-lieutenants ; les employés civils sont traités de même suivant leur hiérarchie; ils sont même généralement beaucoup plus favorisés que les militaires.

Les sous-officiers et soldats n'ont qu'un mulet pour huit ou dix. A défaut de mulets', il est souvent alloué des ânes : deux ânes chargés chacun à 50 kilogrammes équivalent à un mulet ;

Ou des porteurs, chaque noir portant 25 kilogrammes ; 4 porteurs équivalent à 1 mulet.

Outre ces ressources officielles, il est possible, mais pas toujours facile, de se procurer, à ses frais, des moyens de transport supplémentaires :

Des ânes, dont le prix moyen varie entre 100 et 120 francs, à Kayes et à Médine ;

Des bœufs porteurs, coûtant de 150 à 200 francs, et qui portent environ 100 kilogrammes, mais résistent moins bien que les ânes;

Enfin, des porteurs; ceux-ci sont difficiles à trouver à deux époques : au plus fort du ravitaillement des postes, alors que l'administration réquisitionne presque tous les hommes valides pour le transport des vivres ; et dans le premier mois de l'hivernage, époque où la population est occupée aux semailles.

Le prix est essentiellement variable : le noir tient peu à l'argent, dont il ne sait que faire; il désire, surtout, avoir sa nourriture assurée; en lui donnant la ration, on aura des porteurs à 0,50 c. ou 1 franc par jour ; sans ration, on en trouvera difficilement à 2 francs par jour.

Les dioulhas, ou marchands ambulants du pays, ont, comme moyens de transport, des porteurs, c'est-à-dire, des captifs, et des ânes qu'ils réusissent à conserver dans un état de santé excellent, tout en leur faisant porter de fortes charges ; mais ces animaux sont leur propriété, et ils s'en occupent.

Les logements varient, suivant que l'officier ou employé est destiné à résider dans un poste ou un chantier, ou à mener une vie nomade.

Dans le premier cas, on est assuré d'avoir un domicile, qui est toujours resserré, jamais luxueux, pas toujours confortable, mais qui vous met à l'abri du soleil et, par malheur, assez rarement de la pluie, pendant l'hivernage.

Dans le second cas, la solution est plus difficile; une personne isolée et séjournant près d'un village trouvera facilement l'hospitalité dans une case ; dans chaque village il y en a qui sont réservées aux étrangers, et le chef les met à la disposition des voyageurs, moyennant un léger cadeau.

Mais, en dehors du village, il ne reste plus que le gourbis ou cabane et la tente.

Le gourbis, construit en paille et que les noirs édifient avec une grande rapidité, peut être aussi vaste, aussi confortable que l'on veut ; excellent abri contre la chaleur et le soleil, il se laisse facilement traverser par la pluie et ne peut réellement servir que pendant la saison sèche. Néanmoins, c'est encore à ce genre d'abris qu'il faudra recourir toutes les fois que l'on devra séjourner, pendant quelque temps, dans un endroit.

Reste la tente : elle est indispensable pour toute personne qui, n'etant pas trop restreinte comme moyens de transport, doit voyager, changer fréquemment de campement, surtout si elle fait partie d'une troupe assez nombreuse et n'a pas la faculté de choisir l'emplacement le plus convenable, et si la campagne se prolonge jusqu'au commencement des pluies.

La tente doit être en forte toile doublée (en étoffe légère bleue ou verte), et pouvoir s'ouvrir aux deux extrémités de manière à établir un courant d'air. Il existe un grand nombre de types de tentes : la plus vaste et la mieux aérée (sans oublier la question de poids) sera la meilleure. Dans un certain modèle, la partie inférieure peut se relever, ce qui augmente la ventilation. Les tentes usuelles pèsent de 12 à 20 kilogrammes.

La tente seule n'est pas suffisante, surtout à l'époque des fortes chaleurs, de mars à juin. Elle doit être installée sous un arbre, en choisissant, de préférence, le côté de l'est, côté opposé à celui où se couche le soleil. A défaut d'arbres pour protéger la tente, il est facile de la recouvrir de paille, de branches d'arbres, de couvertures, et de l'arroser fréquemment.

Le mobilier de la tente doit se composer d'une petite table démontable, d'un pliant à dossier, et d'un lit.

Si, dans la saison sèche, ce dernier meuble peut être supprimé sans grand inconvénient, le terrain étant sec, l'herbe également sèche et abondante, dès qu'arrivent les premières pluies, il devient indispensable pour s'isoler du sol qui dégage de l'humidité et des miasmes fébrigènes. De même que pour la tente, il existe un grand nombre de lits portatifs et démontables (poids : de 6 à 10 kilogr.). Le plus simple et le plus léger sera le meilleur ; aussi, peut-on recommander le modèle suivant : 2 simples tringles d'environ 2 mètres de long, se pliant au milieu, au moyen d'une forte charnière, reposant sur les oreilles ou anneaux qu'offrent, de chaque côté, les cantines militaires et supportant une toile, matelassée au besoin ; un oreiller ou un vêtement, plié en quatre, complétera le lit.

Vêtements. — Comme pour tout le reste, il est difficile de préciser, d'une manière exacte, ce que chacun doit emporter. Tandis que le simple soldat n'a que 10 kilogrammes de bagages, et que son uniforme est réglementé par l'autorité, l'officier ou l'employé qui va simplement à Bakel, Kayes, ou Médine peut emporter une garde-robe aussi bien montée qu'il voudra.

Tous ceux qui font la colonne expéditionnaire ou que leurs travaux obligent à voyager beaucoup, doivent réduire leurs bagages au strict nécessaire, emporter peu de vêtements, mais, tous, neufs et solides. Dans ce cas, il est économique de prendre des effets de la meilleure qualité, tout en proscrivant tout ce qui est luxe et enjolivure : cela tient de la place et ne profite pas.

En raison de la fraîcheur des nuits et de la chaleur excessive du jour, il faut, ce qui n'est guère facile à concilier avec le peu de bagages alloués (100 kilogr. pour un capitaine, 50 pour un lieutenant ou sous-lieutenant), emporter des vêtements chauds et des vêtements légers :

Une couverture de laine, souple, ample et légère, pouvant se mettre en double ou triple, suivant la saison ;

Un manteau, de préférence un burnous léger en laine ;

Deux vareuses en flanelle, blanche si l'on n'est pas retenu par les exigences militaires ;

Un pantalon en drap léger ; un en flanelle et deux ou trois en grosse et forte toile grise ;

Trois chemises de soie dite de Chine (c'est l'étoffe la plus souple, la moins encombrante, la plus agréable comme usage) ;

Une ceinture de flanelle, longue et large : elle est indispensable pour les nuits fraîches et humides ;

Des gilets de flanelle, ou mieux, des tricots de coton ;

Des gants pour monter à cheval, aussi utiles pour se préserver du froid que pour éviter les coups de soleil ; etc., etc...

En fait de coiffure, le casque militaire, en liège, est un peu lourd et n'a pas les bords assez larges ; il est facile, surtout si l'on n'est pas astreint à porter l'uniforme, de trouver un casque qui n'ait pas ces défauts. Mais ce type de coiffure est absolument nécessaire ; c'est la partie du costume la plus essentielle pour ce pays, et le premier objet dont on doive se préoccuper. Il faut un casque en liège ou en feutre, aussi léger et aussi large que possible, mais qui résiste à la pluie et aux chocs. On vend des casques indiens, très légers, excellents contre le soleil, mais qui céderaient à la pluie.

Pour le soir et le matin, il faut le képi ou la casquette,

ou même la chechia, et toute autre coiffure analogue pour les employés civils.

Le type de chaussure le plus commode consiste en de forts souliers à lacets avec houseaux. Il faut aussi des chaussures en toile, légères mais solides, que l'on met au campement, ce qui procure un notable délassement.

Objets divers. — Il est une foule d'autres articles dont il faut se munir, au départ de France, car on ne trouve pas de ressources dans le Haut-Fleuve. Il y a bien des marchands ou traitants à Kayes et il en est allé jusqu'à Kita ; mais ils n'ont guère, à l'usage des Européens, que des liquides fort chers et de fort mauvaise qualité.

Parmi les objets indispensables à tous ceux qui sont appelés à voyager, il faut citer, outre un harnachement, puisque le cheval est le seul moyen de transport à partir de Diamou, des cantines militaires (1 ou 2, suivant le grade ou la position), pour être portées à dos de mulet. Elles doivent être aussi légères que possible, pour le cas où le mulet serait remplacé par des ânes ou des porteurs ; des seaux en toile (au moins deux) ;

Un *tub* en caoutchouc ou en toile, si la quantité de bagages allouée le permet ;

Une batterie de cuisine aussi réduite que possible, de préférence, en tôle émaillée ;

Un fanal, un photophore, des bougies, allumettes, etc.; du tabac (le tabac du pays, auquel on est souvent réduit, est loin d'être agréable);

Du fil, des aiguilles, etc.;

Des conserves pour les yeux ;

Du papier, des plumes, de l'encre (de préférence, de

l'encre sèche dont il suffit de délayer une faible quantité dans de l'eau pour avoir, instantanément, une quantité considérable d'encre liquide) ;

De la corde ; quelques pointes, pitons, cadenas ;

Une gourde recouverte d'une couche épaisse de feutre ou de drap ;

Du savon, non seulement pour la toilette, mais aussi pour le linge ; dans la plupart des villages, surtout en approchant du Niger, on trouve du savon indigène, mais il est de qualité inférieure et donne souvent mauvaise odeur au linge. Néanmoins, il est rare que l'on ne soit pas réduit à s'en servir.

Alors même que l'on n'est pas chasseur (et cet exercice est souvent dangereux, si l'on s'y adonne avec trop d'ardeur ; c'est une des causes les plus fréquentes d'insolation et de fièvre), il est bon d'avoir un fusil. On s'en sert quelquefois et il est rare que l'on n'ait pas, dans son entourage, un noir passionné pour la chasse et qui alimentera la table de gibier. Il faut se rappeler que, là-bas, on ne trouvera pas de munitions.

Il paraîtra peut-être impossible de réunir une aussi grande quantité d'approvisionnements, non compris les vivres, avec le faible poids de bagages accordé. Il est bon de composer une ou plusieurs caisses que l'on envoie, d'avance, dans les postes où l'on doit passer ou séjourner.

Nourriture. — La question de la nourriture est la plus difficile à régler et c'est, cependant, une des plus importantes. On peut dire que quiconque est naturellement doué d'un bon estomac, d'un bon appétit et peut se procurer un certain bien-être de table, se remettra facilement et rapidement des diverses affections que le moins éprouvé ressent, tandis que, dans les conditions opposées, il végétera et traînera indéfiniment une existence précaire et maladive.

Voici quelle est la composition de la ration accordée par l'État à tous les Européens, militaires ou civils, qui dépendent de lui, quel que soit le grade ou la position :

<pre>
Viande fraîche. . . . . '. . .   500 grammes,
ou endaubage. . . . .   300 gr. (rarement),
ou lard salé. . . . .   300 gr. (rarement).
Pain (dans tous les postes). . . . . . .   750 grammes,
ou biscuit. . . . .   550 gr. (en route).
Vin de Bordeaux. . . . .   50 centilitres.
</pre>

(Jusqu'au 1er juillet, on touchait 75 centilitres. On ne reçoit de vin qu'à Bakel, Kayes et les environs de Médine. Dans les autres postes et en marche, cette distribution est tellement exceptionnelle que l'on ne peut y compter.)

<pre>
Ou tafia. . . . .   15 centilitres.
Café. . . . .   32 grammes.
Sucre. . . . .   32 grammes.
Sel. . . . .   22 grammes.
</pre>

(Quelquefois, il y a des distributions supplémentaires de julienne, de légumes secs, de poivre, d'huile, de vinaigre ; mais elles sont trop rares pour que l'on puisse en tenir compte.)

On voit que, si la ration officielle est suffisante pour vivre, elle est loin de renfermer les éléments nécessaires pour alimenter une bonne table et, surtout, pour réparer un estomac délabré par la maladie.

Examinons rapidement les ressources qu'offre le pays, à ce point de vue, et les approvisionnements qu'il serait bon d'emporter pour combler les lacunes.

***

Ces ressources sont très réduites ; cependant, on trouve dans le pays des poulets, quelques canards, des œufs à un prix élevé ;

Des moutons, des chèvres ; dans les gros villages, surtout en approchant du Niger, il y a des bouchers qui vendent ces viandes au détail ; ailleurs, il faut acheter l'animal entier (de 5 à 15 fr.) ;

Des bœufs, petits, mais d'assez bonne qualité (de 40 à 60 fr.).

Le gibier est très abondant : sans parler de l'éléphant, du lion, de l'hippopotame, de l'hyène, animaux peu comestibles, on trouve en quantité assez notable, surtout si on voyage en petits groupes, parmi les ruminants, des kobas, bœufs sauvages biches de plusieurs variétés; quelques sangliers, des lièvres, des rats palmistes, etc. ;

Des pigeons, poules de rochers, canards sauvages, et, surtout, des perdrix et pintades.

Tous les cours d'eau sont très poissonneux, mais l'on ne trouve de poisson que dans certains villages et à certaine saison.

Le lait est d'excellente qualité, mais peu commun ; les noirs l'aiment beaucoup et le vendent difficilement.

Chez les Bambaras, et dans tous les villages des bassins du Bafing et du Niger, on peut se procurer du miel assez mal épuré, mais, cependant, d'assez bonne qualité.

Parmi les végétaux : le riz, le maïs, surtout du mil de diverses qualités. Le mil ordinaire, réduit en farine, sert à faire le couscous, plat national que beaucoup d'Européens arrivent à manger avec plaisir. Un mil de très petite dimension, le foniot, remplace avantageusement la semoule dans le potage.

On trouve, presque partout, des tomates, petites mais
très goûtées ; une assez grande variété de haricots (*niébé*),
que l'on peut manger sous forme de haricots verts ou de
haricots secs ; des gombos, fruit mucilagineux mais es-
timé de quelques personnes. Dans toutes les provinces,
mais surtout dans la vallée du Bafing, on trouve une certaine variété de racines, tubercules (patates, ignames,
manioc, couïambi, diabré, etc.) rappelant plus ou moins
la pomme de terre.

Outre le chou palmiste, excellent, mais qui nécessite
la destruction d'un palmier, on trouve, partout, de l'o-
seille sauvage, quelques feuilles donnant une salade
amère, mais assez agréable.

Dans tous les postes il a été créé des jardins qui ont
donné d'excellents résultats. On y cultive avec succès les
choux, carottes, navets, salades, etc., et à certaines saisons, ces produits forment une grande ressource pour
l'alimentation du soldat.

Les fruits sont encore plus rares que les légumes. A
part les arachides, pistaches (*guertés*), que l'on rencontre partout, et qui, grillées, peuvent remplacer les aman-
des, on ne trouve à peu près rien. On peut citer, cependant, les papayes, qui viennent en certains endroits, les
goyaves, que l'on trouve à Médine, des bananes dans
quelques villages et, en abondance, certains fruits sauvages du pays qui, cultivés et greffés, deviendraient bons,
sans doute, mais qui, pour le moment, sont peu mangea-
bles, par suite de leur acidité et de la grosseur du
noyau.

Comme assaisonnement, on ne trouve qu'un peu
d'huile d'arachide, et, surtout, du beurre de karité, très
abondant à partir de Bafoulabé. Cette graisse, d'un prix

minime, dégage, quand on la chauffe, une essence d'une odeur désagréable, qui imprègne les aliments et les rend immangeables. Il est, cependant, facile de chasser ce principe. Tous les cuisiniers noirs connaissent le procédé, qui consiste à faire bouillir la graisse et à y projeter un peu d'eau froide. Ainsi préparée, cette graisse peut servir à la cuisine des Européens et elle est très employée.

Dans les villages importants, Kayes, Bafoulabé, Kita, Bammako, etc. on trouve aussi du beurre de vache.

Les condiments sont représentés presque uniquement par le sel, que l'on trouve sur tous les marchés, et diverses espèces de piments.

Les boissons fournies par le pays sont l'eau et le dolo.

L'eau est plus pure et meilleure qu'on ne le soupçonnait.

Dans les grands cours d'eau, Sénégal, Bakhoy, Bafing, Baoulé, Niger, elle est, pendant la saison sèche, extrêmement pure et limpide, surtout celle de Bafing et du Niger. Pendant l'hivernage, tous ces fleuves roulent des substances terreuses, enlevées aux rives, et deviennent troubles.

Dans les petits cours d'eau, l'eau est moins pure ; elle contient plus de matières terreuses et organiques ; dans les puits, elle est souvent blanchâtre et assez désagréable au goût, par suite des substances terreuses qu'elle tient en suspension et en dissolution.

Presque partout, on peut boire l'eau telle qu'elle est, sans aucune crainte. Cependant, pour certains endroits, on peut avoir un petit filtre portatif. Si l'on séjourne quelque temps dans le même lieu et que l'on n'ait pas de filtre perfectionné à sa disposition, il est facile d'en construire un avec un tonneau ou tout autre récipent à double fond, percé de petits trous, et contenant plusieurs couches de gravier, sable et charbon.

Le filtre arrête les impuretés les plus grossières, qui sont aussi les moins dangereuses. Dans le cas où l'eau contient des matières terreuses, le repos, l'alun (environ 0 gr. 10 par litre) en précipiteront une partie. Pour les substances organiques, qui se trouvent surtout dans les eaux stagnantes, ou à cours très lent, au milieu des herbes et des bois, la meilleure précaution à prendre est de faire bouillir l'eau avec une substance légèrement astringente, le thé, par exemple.

Pour abaisser la température de l'eau, le meilleur procédé est de la mettre à l'ombre, dans un courant d'air, renfermée dans des seaux en toile ou dans des peaux de bouc que l'on trouve facilement dans le pays : il n'y a pas de noir qui n'en ait une ou deux ; ils y mettent aussi bien leurs vêtements que leurs aliments et l'eau.

Une petite machine à glace rendra de grands services à quiconque pourra s'en procurer et devra résider à Kayes ou dans les environs.

Le *dolo* est une boisson indigène faite, soit avec le mil, soit avec le miel, soit avec les deux. Ce liquide est la boisson nationale des Bambaras ; c'est par son absorption que les indigènes de cette peuplade se procurent les jouissances d'une ivresse lourde et abrutissante ; on la trouve dans toute la région qui commence à Bafoulabé, et elle est d'autant plus abondante que l'on s'enfonce chez les Bambaras. Elle est préparée d'une manière assez primitive, et suivant des procédés assez différents de ceux qui régissent la fabrication de la bière ; le résultat, qu'il serait sans doute facile d'améliorer, est peu brillant. On obtient un liquide trouble, nauséabond, et d'un goût assez désagréable. Cependant, on s'y fait, et beaucoup arrivent même à boire le dolo avec plaisir. C'est, du reste, une boisson rafraîchissante et nourrissante.

Pour tous les achats concernant la nourriture, les seuls, à peu près, qu'il y ait à faire dans le haut Sénégal, il est indispensable d'avoir de la petite monnaie, des pièces de 0 fr. 50 notamment.

Depuis l'arrivée des Français, les noirs du haut Sénégal commencent à connaître la valeur de l'argent, mais ils n'ont qu'une idée assez vague des subdivisions de la pièce de cinq francs, et préfèrent, de beaucoup, plusieurs pièces de 0 fr. 50 à leur valeur en grosse monnaie. L'État ne payant ses serviteurs qu'en pièces de cinq francs, il est nécessaire de s'approvisionner en petite monnaie (deux ou trois cents francs pour un officier faisant la colonne).

D'après ce que l'on vient de voir, avec la ration et les ressources du pays (ressources que l'on n'est jamais sûr de pouvoir se procurer), on a ce qui est indispensable pour l'alimentation.

Ce qui manque le plus, ce sont les condiments, assaisonnements, légumes, mets variés, desserts, etc., toutes choses d'autant plus nécessaires que l'estomac est, parfois, fatigué, saturé de la nourriture monotone et trop animalisée de la ration.

Il est donc indispensable d'emporter quelques conserves. Comme pour tout le reste, la quantité, la qualité et le choix varieront suivant la position, le grade, le lieu de résidence, la vie que l'on doit mener, etc...

Les conserves que l'on mange le plus volontiers sont :

Les assaisonnements et condiments, graisse, poivre, . achars, moutarde, huile, vinaigre, etc. ;

Quelques conserves de poissons ;

Des légumes, des juliennes, etc. ;

Quelques pâtés, boîtes de saucisses, etc.;

Du chocolat, du lait concentré, du thé ;

Un peu de sucre et de sel fin,

Quelques desserts, pruneaux, confitures, etc. ;

Dans un autre sens, quelques caisses de vin : un verre de vin, de temps en temps, fait peu, sans doute, au point de vue physique, mais procure une grande jouissance morale.

L'absinthe n'est utile nulle part et cause, certainement, plus de mal que de bien à l'humanité. Elle est consommée en grande quantité dans le haut Sénégal où l'on en abuse, parfois ; mais, employée à doses modérées, elle sert à parfumer l'eau, rafraîchit, et fait attendre patiemment le repas.

Pour tous ces approvisionnements, les moyens de transport alloués à chaque personne étant excessivement réduits, il est utile de faire des caisses assorties et de les expédier à l'avance sur les différents points où l'on doit passer.

Hygiène et maladies. — Dans un pays où la santé de l'Européen est si précaire, où la vie tient à si peu de chose, où la mort dépend, souvent, d'une simple imprudence, il serait insensé de ne pas recourir aux conseils d'un médecin dès que l'on se sent malade.

Mais beaucoup d'Européens sont obligés, par leurs fonctions, à vivre loin des postes ; c'est pour eux que les notes suivantes sont écrites.

Le haut Sénégal a une sinistre réputation, qui est, d'ailleurs, en grande partie, méritée. C'est un climat et un pays où le blanc soutient une lutte constante contre la maladie et la mort, et il n'en sort victorieux qu'à force d'énergie physique et morale. Cependant, et bien que les statistiques les plus authentiques contredisent l'opinion qui va être émise, il est bien probable que si jusqu'à présent les résultats obtenus ont été aussi désastreux, c'est que l'on n'a apporté aucun soin et aucune sévérité dans le choix des militaires et des civils qui ont été envoyés dans le haut Sénégal.

Pour ce genre de pays et de campagnes, il faut non des jeunes gens, mais des hommes faits, vigoureux, endurcis à la fatigue, habitués aux privations, ayant un bon estomac, un excellent moral et, l'on pourrait même dire, un parfait caractère.

Un homme doué de ces qualités, qui ne fera ni excès ni imprudence, qui, sans s'affecter, se soignera aux premiers symptômes de maladie, qui pourra jouir d'un certain bien-être, cet homme aura certainement quelques indispositions plus ou moins passagères, mais il aura, du moins, de grandes chances de revenir en assez bonne santé, et sera complètement remis un mois après son retour en France.

Mais quiconque a une santé délicate, l'estomac et l'intestin délabrés par les excès ou une maladie tropicale antérieure, quiconque a la santé minée par les fièvres paludéennes, la phtisie, une hépatite avancée, quiconque, habitué à trop de luxe ou de bien-être, ne peut supporter la moindre privation; quiconque, enfin, n'a d'autre préoccupation que sa santé et est pris de terreur à la plus légère indisposition, doit rester en France. Dans le haut Sénégal, il vivrait dans des inquiétudes perpétuelles, des chagrins mortels, et serait toujours impotent, aussi bien de peur que de maladie.

Nourriture. — La plupart des personnes qui vivent dans les pays tropicaux ont de la tendance à tomber dans un excès. Ou bien elles continuent leur vie de France, même avec ses excès ; ou bien elles adoptent entièrement les habitudes du pays, sans se douter que si les indigènes n'ont pas un régime plus substantiel, c'est parce qu'ils ne peuvent faire autrement, et que, s'ils pouvaient ajouter à leur mil et à leur riz, une certaine quantité de viande ou de poisson, ils se porteraient encore mieux.

Il faut prendre un juste milieu : il est bien certain que, dans les pays tropicaux, on a moins besoin d'une nourriture abondante, substantielle, que dans les pays froids, d'autant plus que l'on y fait moins d'exercice, et que toutes les fonctions, celle de la digestion peut-être plus que les autres, s'alanguissent.

Mais, en général, dans le haut Sénégal, la vie est très active. Tout en évitant, avec le plus grand soin, les excès de nouriture, tant que l'estomac fonctionnera convenablement, on fera bien de manger suivant son appétit, et de soigner sa table, si l'on est assez heureux pour pouvoir le faire.

Boissons. — Les excès alcooliques sont encore plus funestes dans les pays chauds, y compris le haut Sénégal, que dans les pays froids. Mais les abus de boissons, même ne contenant pas d'alcool, sont fâcheux. Par suite de l'absorption d'une trop grande quantité de liquide, en effet, l'estomac est distendu, le suc gastrique délayé et l'un et l'autre fonctionnent mal. Les sueurs très abondantes sont gênantes et débilitantes et déterminent des bourbouilles.

A cause de la chaleur, on est porté à boire de plus en plus ; on s'habitue, ainsi, à ingérer d'énormes quantités de liquide et l'on s'imagine que l'on ne peut s'en passer. Plus on boit et plus on a soif ; aussi est-il préférable de s'astreindre, dès le début, à boire fort peu, surtout entre les repas, et, principalement, à ne prendre que des boissons non alcoolisées. Les meilleures sont : du café ou du thé très léger.

Exercice. — Presque tous les Européens qui sont dans le haut Sénégal ont une vie très active, parfois même trop pénible. Dans le cas où , par hasard, ils auraient une vie sédentaire, il serait indispensable qu'ils fissent un peu d'exercice : en choisissant ses heures, le matin et le soir, on peut très bien faire une promenade, sans avoir rien à craindre du soleil, ni de la chaleur, quitte à changer de vêtements en rentrant.

Refroidissement. — Les transitions de température sont très brusques, dans le haut Sénégal, et font qu'il est nécessaire de se défier des refroidissements plus encore que dans les autres pays chauds; dans ce pays, les refroidissements déterminent rarement des maladies de poitrine qui, en tout cas, sont peu dangereuses; mais ils occasionnent souvent des affections de l'intestin ou des complications graves dans la fièvre paludéenne. Aussi, l'usage de la ceinture de flanelle, du gilet ou tricot de coton est-il indispensable, sinon d'une manière constante, du moins, dans certaines circonstances.

Propreté. — La propreté est, partout, une condition essentielle de la santé, mais, surtout, dans les pays chauds. Chez quelques personnes, un bain froid ou une douche détermine des accès de fièvre, mais c'est l'exception et, même dans ce cas, il est facile de faire des ablutions, des lotions avec une grosse éponge; c'est le meilleur moyen de se rafraîchir et de se procurer un sommeil paisible.

Soleil. — Mais, de toutes les précautions d'hygiène, celle qu'il est le plus essentiel de suivre constamment, d'avoir toujours présente à l'esprit, c'est d'éviter le soleil partout où il peut vous atteindre : c'est pour cela que le casque est nécessaire tant que le soleil est au-dessus de l'horizon, depuis une heure environ après son lever, jusqu'à une heure avant son coucher. Comme les rebords de cette coiffure ne sont pas assez larges, il faut l'incliner suivant la direction du soleil et porter des conserves avec verres bleus ou fumés, pour préserver la vue. Même sur les parties les moins sensibles, le soleil peut déterminer des accidents douloureux, sinon dangereux. J'ai vu des érythèmes frisant l'érésipèle, sur des mains, des jambes, exposées au soleil. Je pourrais citer des hommes qui sont tombés foudroyés pour s'être exposés aux rayons du soleil, quelques instants seulement, même à 4 heures du soir, afin d'éviter une corvée ou une punition. Sous la tente, même doublée, il est nécessaire d'avoir la tête couverte, sous peine de se réveiller avec un violent mal de tête qui n'est, souvent, que le début d'un fort accès de fièvre.

Il est quelques natures spéciales, quelques cerveaux plus résistants, qui supportent, sans la moindre gêne, avec une coiffure légère, un soleil capable de terrasser un homme ordinaire. Ce sont là des exceptions qu'il faut se garder d'imiter, et, bien souvent, ces personnes finissent par être victimes de leur trop grande confiance.

Fièvre paludéenne. — Si le soleil, toujours à craindre, peut, cependant, être évité, il est une autre affection contre laquelle nous sommes plus désarmés, non comme traitement, mais comme prophylaxie. C'est la grande maladie du haut Sénégal, la fièvre paludéenne à laquelle chacun paie un tribut plus ou moins fort. Ce qui fait la supériorité des pays chauds mais sablonneux, comme le sud de l'Algérie, le Cayor au Sénégal, certaines parties de l'Égypte, etc., sur le Soudan occidental, c'est, que l'élément paludéen y est peu développé, tandis que, dans le haut Sénégal, bien que les véritables marais y soient peu fréquents, partout existe l'élément qui détermine la fièvre paludéenne.

Elle se présente, d'ailleurs, sous toutes les formes, depuis la fièvre paludéenne simple, régulière, intermittente, revenant, quelquefois, à intervalles éloignés (25 à 30 jours), jusqu'aux fièvres à complications bilieuses, frappant, surtout, les nouveaux venus, la fièvre pernicieuse, la fièvre bilieuse hématurique atteignant principalement ceux qui résident depuis quelque temps dans le pays et qui ont eu de nombreux accès de fièvre.

L'influence paludéenne est si forte que les noirs de la côte, étrangers au Soudan, en sont victimes, bien qu'à un faible degré. Les chevaux étrangers et, sans doute, les autres animaux importés, lui paient leur tribut.

La fièvre paludéenne se complique très souvent d'embarras gastrique et, quelquefois, de congestion du foie.

Diarrhée et dysenterie. — Les diarrhées et dysenteries sont fréquentes, surtout dans la saison fraîche et parmi les soldats mal couverts et commettant des imprudences. La dysenterie paraît provenir autant des changements de température que des influences du sol.

Tænia. — Le tænia est fréquent ; il est communiqué peut-être par l'eau, mais, certainement, par la viande de bœuf, car l'on a souvent trouvé des cysticerques chez les bœufs du pays.

Serpents, etc. — Les serpents sont assez communs, même les venimeux ; quelques morsures ont été remarquées, mais aucune n'a déterminé d'accidents graves.

On rencontre aussi beaucoup de scorpions, fourmis noires, rouges, etc., qui sont sinon dangereux, du moins gênants.

Variole. — La variole est très fréquente dans la plupart des villages du haut Sénégal. Jusqu'à présent, elle n'a guère attaqué que les noirs ; cependant, en 1885, un ouvrier européen du chemin de fer en est mort, d'où l'utilité de se faire vacciner avec soin avant de partir.

Notions élémentaires pour les premiers soins à donner. — Les quelques conseils médicaux qui suivent sont destinés aux personnes isolées et qui se trouvent dans l'impossibilité absolue de se faire transporter auprès d'un médecin. Toutes les maladies du haut Sénégal sont tellement graves et offrent tant de variétés dans leurs symptômes, qu'il est impossible de dire rien de clair et de précis pour une personne étrangère à la médecine, en ce qui concerne le diagnostic et le traitement.

L'insolation et le coup de chaleur surviennent, le plus souvent, brusquement, soit après une marche ou un travail au soleil, soit après un séjour dans un endroit très chaud et mal aéré.

Le malade éprouve un violent mal de tête, a des convulsions, perd connaissance. La face est rouge, vultueuse, les conjonctives injectées, les dents serrées, souvent de l'écume à la bouche ; la peau est chaude. Au bout d'un certain temps, quelques heures environ, les convulsions cessent, mais le coma survient : la respiration est pénible, la peau pâlit, puis, prend une teinte violacée, à mesure que l'asphyxie se prononce. Il faut procurer de l'air de toutes les façons, desserrer et enlever les vêtements, projeter de l'eau froide sur la peau, frictionner le corps, donner un purgatif énergique (eau-de-vie allemande : 45 gr. ; aloès et jalap, 1 gr. 5 à 2 gr. de chaque), avec lavements au sulfate de magnésie ; mettre des sinapismes aux membres inférieurs, à la poitrine ; donner de la quinine (1 à 2 gr.) ; mettre des ventouses scarifiées derrière les oreilles (n'importe quel petit vase peut remplacer les ventouses ; les scarifications faites avec une lancette ou un bistouri doivent être superficielles), donner du thé, du café. Dans la période du coma, insister sur les révulsifs, les excitants, le thé chaud avec cognac, etc.

La fièvre paludéenne simple, intermittente, ne doit jamais être négligée ; si l'accès est modéré, attendre la fin pour prendre de la quinine ; si l'on s'est aperçu de l'époque à laquelle doit revenir l'accès, prendre l'avant-veille et la veille 0 gr. 75 à 1 gramme de quinine, en trois fois, de manière que la dernière prise soit absorbée 6 à 8 heures avant le retour de l'accès.

L'accès pernicieux se présente sous des aspects très variés. Il s'attaque, surtout, aux personnes ayant eu des accès simples et les ayant peu ou pas soignés. Tantôt le caractère pernicieux consiste en une extrême difficulté à respirer, accompagnée d'une douleur très vive au cœur; tantôt en des selles cholériformes, incoercibles; d'autres fois, et cela est fréquent dans le haut Sénégal, le phénomène pernicieux s'annonce par des convulsions ressemblant à une attaque d'épilepsie et se terminant par le coma et la mort.

Dans ce cas, donner de fortes doses de quinine, 2 à 3 grammes au moins, divisées en plusieurs prises. Il faut essayer tous les modes d'emploi (sans parler des injections hypodermiques, qui ne sont pas à la portée de tout le monde), de la quinine, en solution par la bouche, ou en lavements, en poudre, sous forme de boulettes introduites de force dans la bouche, les dents étant le plus souvent serrées. Il faut que le malade en avale et ne pas regarder comme absorbé ce qui a été mis dans la bouche et craché. En outre, frictions, sinapismes, thé punché, etc.

Dans les formes *bilieuses,* qui sont accompagnées, en général, de pesanteur ou douleur à la région du foie, donner moins de quinine (1 gr. à 1 gr. 50), de l'ipéca (1 gr. 50), ou purger avec du sulfate de magnésie ou de soude (30 à 45 gr.) ou calomel (1 gr.); puis, donner, pendant quelques jours, du sel de Vichy ou du bicarbonate de soude (2 à 4 gr. par jour).

Dans les fièvres *bilieuses hématuriques*, qui sont accompagnées non seulement d'ictère, de douleur à la région du foie, mais aussi, de douleurs plus ou moins vives aux reins et d'urines rouges ou noires, il faut donner la quinine à forte dose (2 à 3 gr.) pour couper et prévenir de nouveaux accès ; de l'ipéca (une ou deux fois 1 gr. 50) pour arrêter les vomissements bilieux ; essayer de faire uriner le malade, en lui donnant, aussi souvent et autant qu'il pourra en supporter, du lait, du café du thé avec du tafia ; s'il les vomit, essayer les lavements.

Contre *l'embarras gastrique* qui accompagne ordinairement, la fièvre paludéenne simple, prendre un ipéca (1 gr. 50), puis un peu de quinine (1 gr. en 2 ou 3 prises) et, pendant quelques jours, un peu de sel de Vichy ou de bicarbonate de soude (2 à 4 gr.).

Il n'est sans doute pas indispensable de prendre de la quinine, à titre préventif, d'un façon continue (0 gr. 10 à 0, 20 par jour) ; mais, toutes les fois que l'on aura à opérer dans un pays plus fiévreux, plus marécageux que la région environnante, on fera bien d'en user ; de même, chaque fois que l'on aura fait une marche, un travail pénible et prolongé plus tard que d'habitude au soleil, il sera bon de prendre 0, 30 à 0 gr. 50 de quinine.

La simple *diarrhée*, due à un refroidissement ou à une mauvaise digestion, guérit facilement avec un régime sévère suivi pendant quelques jours (lait, œufs, bouillon) ; une ceinture de flanelle et un peu de bismuth (4 à 8 gr.) et de laudanum (15 à 25 gouttes) pendant 2 à 3 jours.

Si la diarrhée passe à l'état chronique, il faut un traitement et un régime suivis et longs, et ce n'est que dans un poste, et avec l'aide d'un médecin, que l'on pourra se guérir.

Il en est de même pour la *dysenterie chronique.*

Celle qui est aiguë se signale, généralement, par un peu de fièvre, des coliques, des selles nombreuses mais ne contenant que peu ou pas de matières et seulement un peu de liquide glaireux, sanguinolent, le tout survenant, d'ordinaire, après quelques nuits fraîches et humides ; ce genre de dysenterie guérit assez facilement avec le traitement suivant :

D'abord, un régime très sévère, un peu de lait frais ou de conserve, du bouillon, etc. ;

Une potion avec : poudre d'ipéca 2 grammes laudanum 8 à 10 gouttes, à prendre dans un verre d'eau sucrée, par petites gorgées, en agitant.

On recommence pendant 2 ou 3 jours, en diminuant la dose d'ipéca à mesure que les selles deviennent moins sanguinolentes et plus diarrhéiques.

La potion à l'ipéca peut être, dans certains cas, remplacée par une potion avec sulfate de soude ou de magnésie (30 à 45 gr.) et quelques gouttes de laudanum, à prendre en plusieurs fois. Les jours suivants, diminuer la dose de sel. En même temps, il est bon de prendre des lavements émollients et de se couvrir très chaudement le ventre.

Beaucoup d'autres traitements pourront être employés, suivant les circonstances ; ceux qui ont été indiqués sont les plus fréquemment appliqués et les plus faciles à suivre pour une personne étrangère à la médecine

Le tœnia n'exige pas un traitement bien urgent ; la meilleure manière de s'en préserver est de manger la viande bien cuite et de boire l'eau filtrée et bouillie. Lorsque l'on en est atteint, ne pas manger la veille du jour où l'on doit se soigner, prendre, le matin, un flacon de pelletiérine et, quelques heures après, un purgatif énergique, eau-de-vie allemande, pilules à l'aloès, jalep, scammonée ou même du calomel ; aller à la selle avec beaucoup de précaution, dans un récipient à moitié plein d'eau.

En cas de *morsure de serpents*, faire une ligature serrant fortement le membre entre la morsure et le cœur ; inciser la plaie, faire la succion, cautériser fortement, soit avec un morceau de fer rougi, soit avec un charbon, un acide pur, etc.

On trouvera jointe à ces quelques conseils, très insuffisants, mais qu'il est impossible de trop étendre, la liste des médicaments qu'un voyageur isolé fera bien d'emporter :

Sulfate de quinine en solution et en poudre de 0 gr. 50 à 1 gramme dans la fièvre simple, de 2 à 5 grammes dans les cas graves ; — laudanum de Sydenham, 15 à 30 gouttes, en 2 ou 3 prises ; — chlorhydrate de morphine en paquets de 0 gr. 01, 1 paquet, dans certains cas, à la place du laudanum ; — sous-nitrate de bismuth, 2 à 10 grammes par jour ; — ipéca en poudre 1 gr. 50 à 2 grammes ; — sulfate de soude ou sulfate de magnésie, 30 à 45 grammes en une fois comme purgatif, ou en plusieurs fois dans la dysenterie ; — eau-de-vie allemande ; — pilules aloès, pilules jalap, 0 gr. 50, 1 à 3 comme purgatif ; — sel de Vichy ou bi-carbonate de soude, 2 à 4 grammes par jour ; — rhubarbe, 0 gr. 50 à 2 grammes, comme purgatif très léger ; — ammoniaque, — éther ; — acide azotique ; — perchlorure de fer ; — sous-acétate de plomb, liquide : étendre de 15 à 20 fois son poids d'eau, pour faire de l'eau blanche, pour les plaies, contusions, etc. ; — baudruche adhésive ; — sinapismes Rigollot ; — farine de moutarde ; — vésicatoires ; — diachylon ; — charpie ; — linge ; — bandes ; — fil, aiguilles, épingles ; — 1 irrigateur ; — 1 lancette ; — 1 bistouri ; — 1 paire de ciseaux.

119

Sénégal et Niger. La France dans l'Afrique occidentale, 1879-1883. (Publication du ministère de la marine et des colonies). 1 beau volume in-8°, avec un Atlas de cartes, vues et plans. .. 15 00

Guide hygiénique et médical du voyageur dans l'Afrique centrale, rédigé au nom d'une commission de la *Société de médecine pratique* par MM le Dr Nicolas, le Dr Lacaze et M Signol, medecin veterinaire, et publié sous le patronage de la Société de géographie de Paris, de la Société de géographie commerciale, et des autres Societes de géographie de France, 1 fort volume in-12, relié toile. 7 00

Guide du voyageur dans la Sénégambie française, par M. A. Barthelemy. 1 volume in 18. . .. . 5 00

Petite géographie de l'Afrique en général et de la Sénégambie en particulier, a l'usage des écoles par C. Mathieu. 1 volume in 18. cartonné .. . 2 00

Grande et belle carte de la colonie du Sénégal et de ses dépendances; avec plans de Dakar, St-Louis, l'île de Gorée et île du cap Vert, par C. Mathieu, professeur a St Louis. 1 feuille grand monde en 10 couleurs 8 00

Carte de l'Afrique occidentale, publiée par une commission superieure du ministère des travaux publics. 1 feuille grand aigle. 10 00

Esquisses Sénégalaises, peuplades, commerce, religion, passe et avenir. Récits et legendes par M. l'abbé Boilat, missionnaire apostolique. Grand in 8° avec carte et Atlas de 24 planches coloriées. 40 00

Carte du Haut Sénégal. 1880-1881, sous la direction de M. le Commandant *Derrien,* 6 feuilles en couleurs au 1/1 000 000. 12 00

Environs de Kita au 1/50 000 . . .. 2 00

Environs de Médine au 1/50000 . . . .. 2 00

Itinéraire de Kita à Mourgoula au 1/1000^{oo} lv' . .. 2 00

Carte du Haut Sénégal, mission topographique Borgnis-Desbordes, 1882-1883, 6 feuilles en couleurs.............. . .. 18 00

Carte de l'État de Bammako 1 feuille grand monde...... 8 00

Mission agricole et zootechnique dans le Soudan occidental 1884-1885, par M. Korper, veterinaire militaire. Br. in 8°..... 2 00

Quinze mois en Sénégambie, par S. Haurigot. Broch. in-8°. 1 25
Le Sénégal, Étude intime par le Docteur Ricard, 1 volume in-18.. . . . . 3 50

Côte occidentale d'Afrique Côte d'or. Géographie, commerce, mœurs, par Peuchgaric, capitaine au long cours. Brochure in-18. . . . . 2 00

Carte du Gabon et du Congo français, par le commandant Koch, contenant les documents de MM. du Chaillu, Marche, de Brazza, Stanley, Duthuil de Rhins, Mizou au 1/2 000 000. 1 feuille en quatre couleurs.. . . .. 3 00

Typographie Firmin-Didot — Mesnil (Eure)

www.ingramcontent.com/pod-product-compliance
Ingram Content Group UK Ltd.
Pitfield, Milton Keynes, MK11 3LW, UK
UKHW021625130726
13696UKWH00005B/2071